Was ist Aqua Fitness?

Die einfachste Definition für Aqua Fitness ist: Fitnesstraining im Wasser. Dabei können gleichermaßen Kraft, Ausdauer und Beweglichkeit trainiert werden. Einige Übungen wurden von den Fortbewegungsformen auf dem Land übernommen, andere können Sie nur im Wasser ausführen.

Die zahlreichen unterschiedlichen Übungen und ihre Variationsmöglichkeiten werden bereits seit mehreren Jahren in der Physiotherapie und im Leistungssport angewendet. Vor einiger Zeit entdeckte man sie auch für den Freizeitsport und nutzt nun ebenfalls in diesem Bereich die Vorteile von einem Aqua-Fitness-Training.

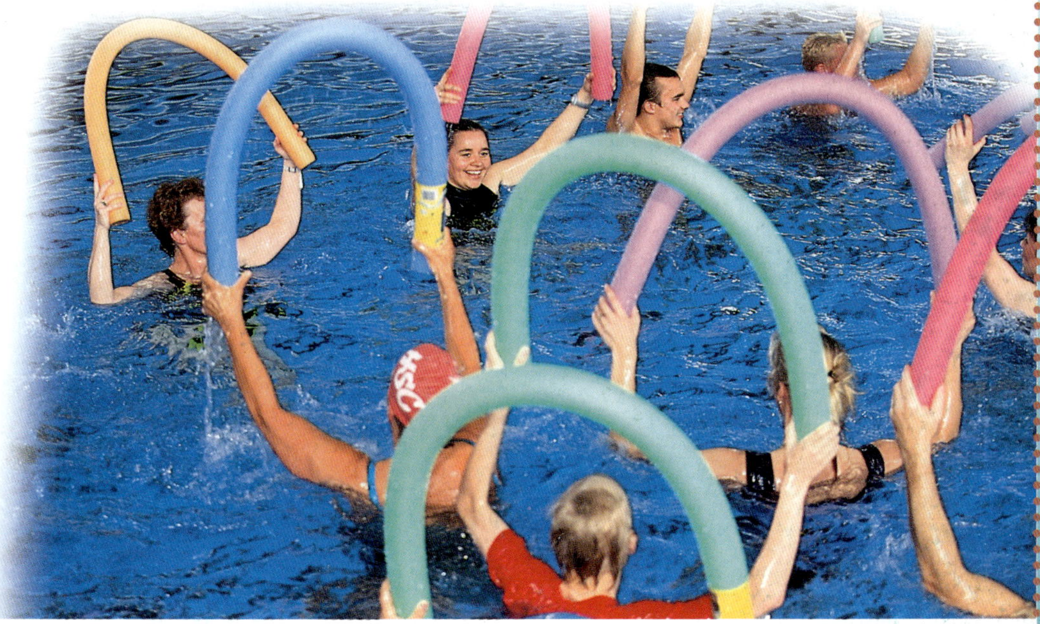

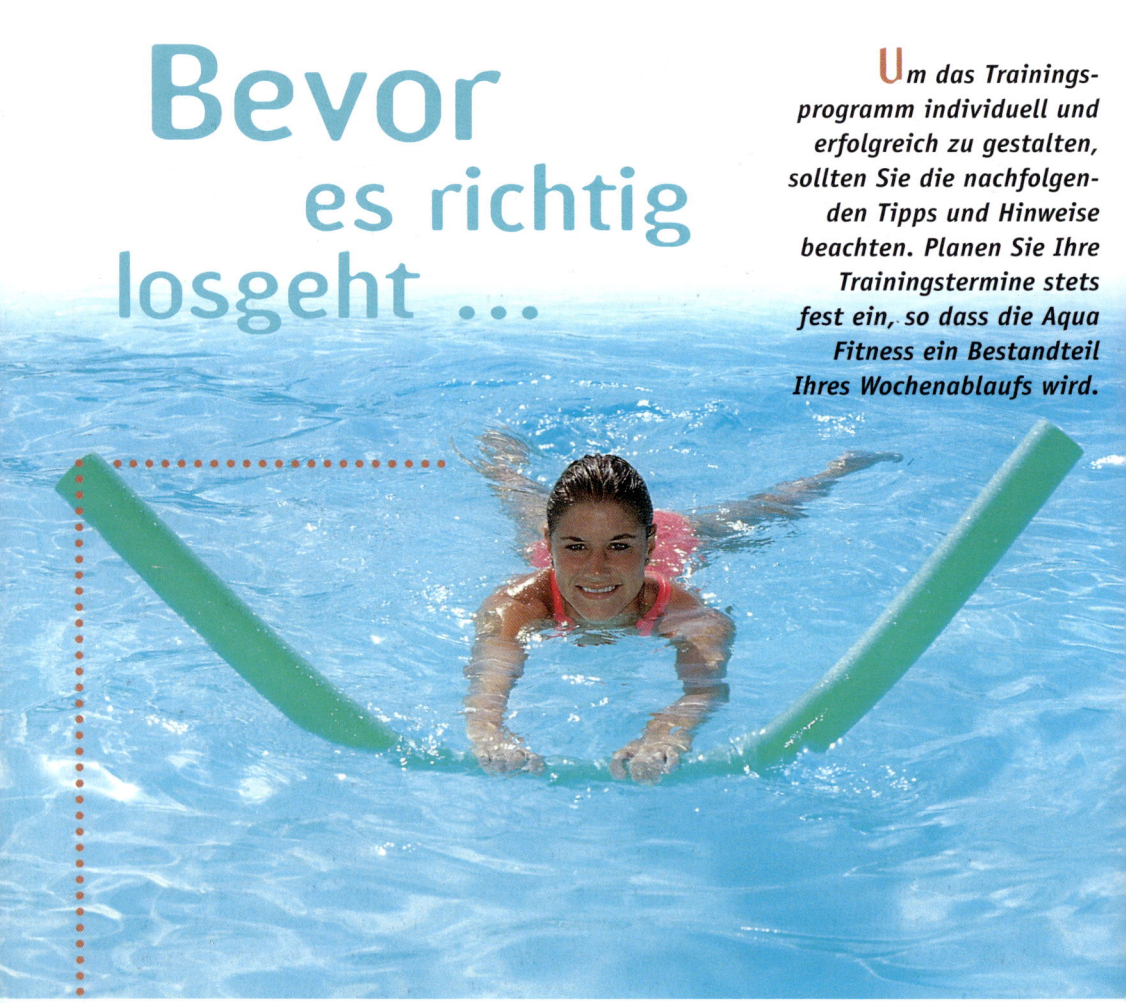

Bevor
es richtig
losgeht ...

Um das Trainings-
programm individuell und
erfolgreich zu gestalten,
sollten Sie die nachfolgenden Tipps und Hinweise
beachten. Planen Sie Ihre
Trainingstermine stets
fest ein, so dass die Aqua
Fitness ein Bestandteil
Ihres Wochenablaufs wird.

Grundlagen des Trainings im Wasser

Das Training im Wasser unterscheidet sich in einigen Punkten vom Training an Land. Der Grund dafür sind die Besonderheiten des Wassers:

Wassertemperatur

Die Wärme- und Kälterezeptoren der Haut sind die Temperaturfühler. Bei zu kaltem Wasser kontrahieren die Haarbalgdrüsen und wir bekommen eine »Gänsehaut«. Bei einem Temperaturunterschied zwischen menschlichem Körper und Wasser ist der Körper bestrebt, im Oberkörperbereich, das heißt in Herznähe, seine Temperatur von 37 ° Celsius zu erhalten. Er realisiert dies durch einen erhöhten Bewegungsdrang und durch eine Steigerung des Energie-Grundumsatzes.

Wasserwiderstand

Der Widerstand des Wassers ist deutlich höher als der Luftwiderstand, bei Bewegung bis zu 80-mal. Der Widerstand nimmt zu bei steigender Geschwindigkeit der Bewegung und bei Vergrößerung der Frontalflächen. Erreicht wird dies durch unterschiedliche Körperpositionen und den Einsatz von Hilfsmitteln.

Statischer Wasserauftrieb

Die Dichte des Wassers ist wesentlich größer als die der Luft. Sie wirkt als Gegenkraft zur Erdanziehung und bewirkt im Wasser eine »Gewichtsverminderung«. Je tiefer der Körper ins Wasser eintaucht, umso größer ist diese Verminderung. Wenn nur noch der Kopf aus dem Wasser ragt, wiegt ein Mensch mit 60 Kilogramm Gewicht im Wasser nur ein Zehntel, das heißt ca. 6 Kilogramm.

Hydrostatischer Druck (Wasserdruck)

Der Wasserdruck ist deutlich höher als der Luftdruck, da das Wasser bei gleichem Volumen eine erheblich größere Masse hat als Luft. Dieser hydrostatische Druck nimmt mit der Wassertiefe zu. Der erhöhte Außendruck auf die oberflächlichen Venen bewirkt eine Verschiebung des Blutvolumens und führt deshalb zu einer Verringerung der Herzfrequenz um ca. 10-20 Schläge pro Minute. Der hydrostatische Druck beeinflusst auch die Atmung positiv: Das Ausatmen wird erleichtert und die Atmung beschleunigt.

Vorteile des Aqua-Trainings

Aus den bereits genannten Besonderheiten des Wassers ergeben sich für das Üben zahlreiche Vorteile:

▼▼▼

Erhöhung des Stoffwechsels und des Energiehaushalts

▼▼▼

Vorbeugung und Verbesserung von Gewebeschwäche (Cellulite)

▼▼▼

Wirksame Vorbeugung gegen Osteoporose

▼▼▼

Verringerung von Venenleiden

▼▼▼

Optimale Trainingsform auch für Schwangere und Übergewichtige

▼▼▼

Entlastung von Bändern, Gelenken und der Wirbelsäule

▼▼▼

Förderung der Koordination

▼▼▼

Förderung der Regeneration

▼▼▼

Kräftigung der Atemhilfsmuskulatur

▼▼▼

Verbesserung der Herz-Kreislauf-Kapazität

▼▼▼

Kraftgewinn ohne Überlastungsfolgen

▼▼▼

Synergist und Antagonist werden gleichermaßen trainiert

▼▼▼

Vermeidung eines Muskelkaters durch die bessere Entsorgung und den schnelleren Abtransport der Stoffwechsel-Abfallprodukte

Tipp

Nutzen Sie die Vorteile der Aqua Fitness und trainieren Sie regelmäßig im Wasser.

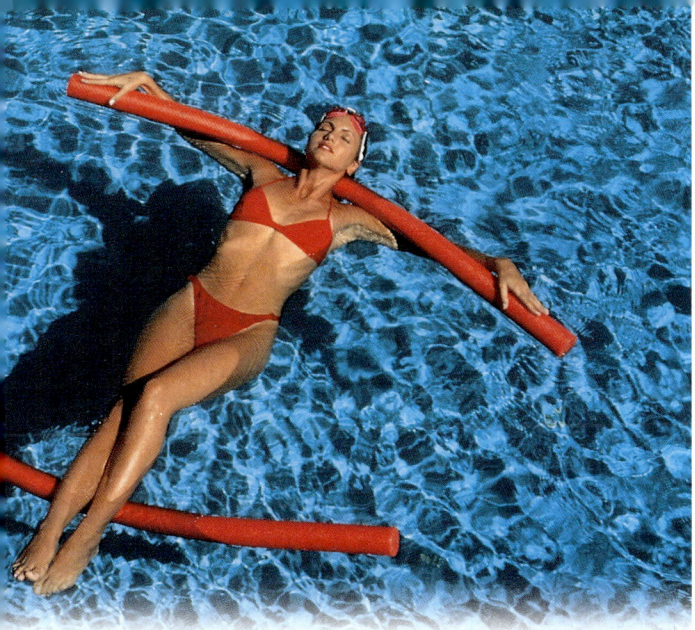

Allgemeine Sicherheitshinweise

▲ Bei der Auswahl der Übungen sollte der persönliche Fitness-Stand ausschlaggebend sein. Die vorherige Absprache mit einem Arzt ist bei Schwangeren und Personen mit Krankheiten unbedingt notwendig, ansonsten auf jeden Fall ratsam.

▲ Eine Wassertemperatur von 27 ° Celsius - 30 ° Celsius ist optimal. Der Wasserspiegel sollte zwischen Bauchnabel- und Brusthöhe liegen.

▲ Zur Belastungskontrolle während des Trainings ist ein wasserdichter Herzfrequenzmesser empfehlenswert. Um im optimalen Bereich zu trainieren, sollte die Herzfrequenz zwischen 60 Prozent und 70 Prozent des Maximalwertes liegen. Diesen Maximalwert errechnen Sie, wenn Sie Ihr Lebensalter von der Zahl 220 abziehen. Dabei ist zu beachten, dass die Werte im Wasser ca. 15 Schläge niedriger sind als an Land.

▲ Bei der Übungsausführung empfiehlt es sich, mit gemäßigten Bewegungen ohne Hilfsmittel zu beginnen, um stets eine korrekte Ausführung der Bewegungsabläufe zu gewährleisten.

▲ Damit Sie rückenschonend und effektiv trainieren können, ist eine aufrechte Haltung und eine Spannung in der Bauchmuskulatur notwendig. Ziehen Sie deshalb den Bauchnabel immer zur Wirbelsäule. Außerdem werden die Gelenke nie vollständig gestreckt, sondern die Muskulatur begrenzt die Bewegung.

▲ Für eine ausreichende Sauerstoffversorgung der Organe ist eine gleichmäßige Atmung notwendig. Dies wird durch das Einatmen durch die Nase beim Entspannen und das Ausatmen durch den Mund während der Anstrengung gewährleistet.

Praktische Tipps

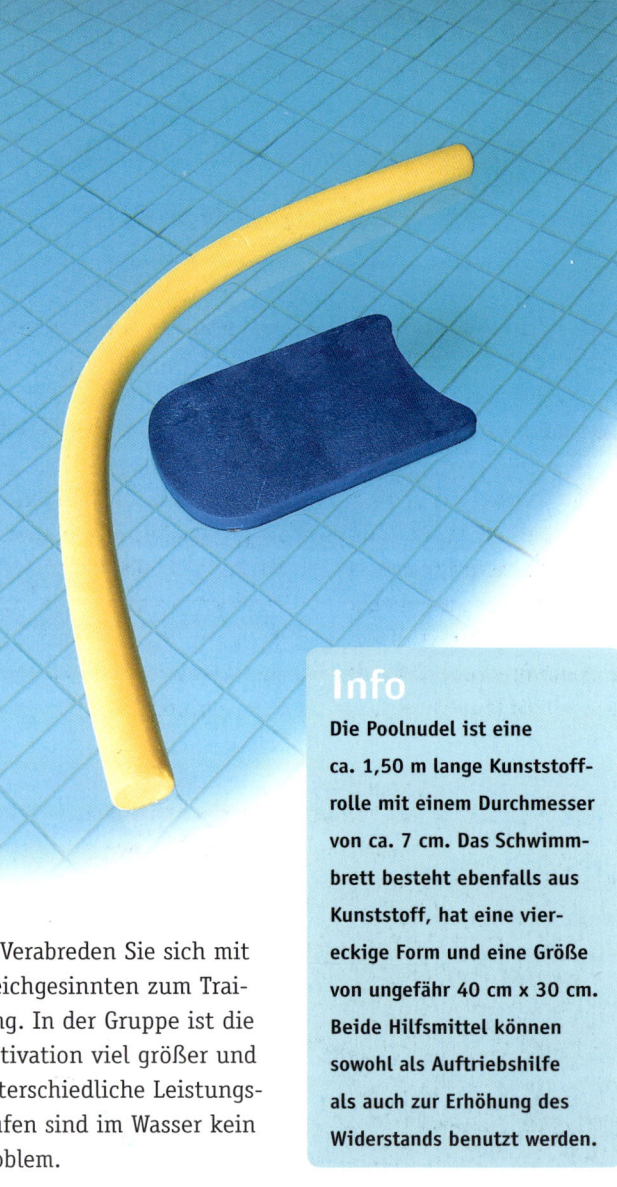

▲ Ein ungestörtes Training ist nur in einem nicht so stark frequentierten Pool möglich.

▲ Bevorzugen Sie ein Becken mit unterschiedlichen Tiefen, um die Bewegungsabläufe im flachen und im tiefen Wasser zu variieren und um mit und ohne Hilfsmittel üben zu können.

▲ Einsteiger und Personen mit wenig Wassererfahrung sollten zur Gewöhnung im flacheren Wasser trainieren und schnelle Richtungswechsel vermeiden.

▲ Musik motiviert sehr stark und kann außerdem noch gezielt zur Rhythmisierung eingesetzt werden. Dabei ist eine Geschwindigkeit von 110-130 Taktschlägen pro Minute empfehlenswert.

▲ Verabreden Sie sich mit Gleichgesinnten zum Training. In der Gruppe ist die Motivation viel größer und unterschiedliche Leistungsstufen sind im Wasser kein Problem.

Info

Die Poolnudel ist eine ca. 1,50 m lange Kunststoffrolle mit einem Durchmesser von ca. 7 cm. Das Schwimmbrett besteht ebenfalls aus Kunststoff, hat eine viereckige Form und eine Größe von ungefähr 40 cm x 30 cm. Beide Hilfsmittel können sowohl als Auftriebshilfe als auch zur Erhöhung des Widerstands benutzt werden.

Dauer und Aufbau des Trainings

▼▼▼

Die Trainingsdauer beträgt bei Einsteigern ca. 20-30 Minuten, bei Fortgeschrittenen bis zu 50 Minuten. Um ein spürbares Ergebnis zu erzielen, sollten Sie zwei- bis dreimal wöchentlich trainieren, dabei sollte immer ein Ruhetag dazwischenliegen. Übereifer nach dem Motto »Viel hilft viel« zahlt sich auf alle Fälle nicht aus.

▼▼▼

Zu Beginn findet immer eine ca. fünfminütige Aufwärmung statt, danach folgen die Übungen zur Muskelkräftigung und zur Ausdauerverbesserung. Die Reihenfolge der Übungen können Sie beliebig auswählen, im kälteren Wasser sind jedoch dynamische Ganzkörper- und Fortbewegungsübungen zu bevorzugen.

▼▼▼

Nach anspruchsvolleren Bewegungen sollten einfachere Abläufe eingebaut werden (wie Gehen am Platz), um die Muskulatur wieder zu lockern. Führen Sie pro Kräftigungsübung ein bis zwei Serien mit je 15 bis 20 Wiederholungen durch.

▼▼▼

Zum Schluss erfolgt eine Abwärmung bzw. Dehnung, die jeweils zwei bis drei Minuten dauern soll. Für längere Dehnungs- und Entspannungsübungen muss die Wassertemperatur mindestens 30° Celsius betragen. Sie können auch die Dehnübungen später an Land nachholen. Die Dehnung aller beanspruchten Muskelgruppen erfolgt mit dem Ziel, Muskelverkürzungen zu verhindern und die Beweglichkeit zu erhalten bzw. zu verbessern.

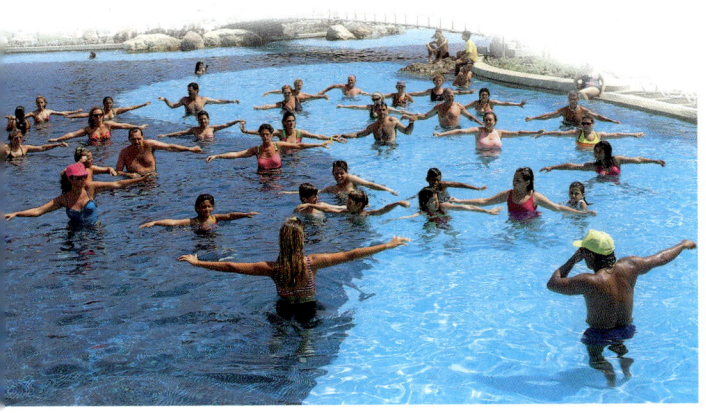

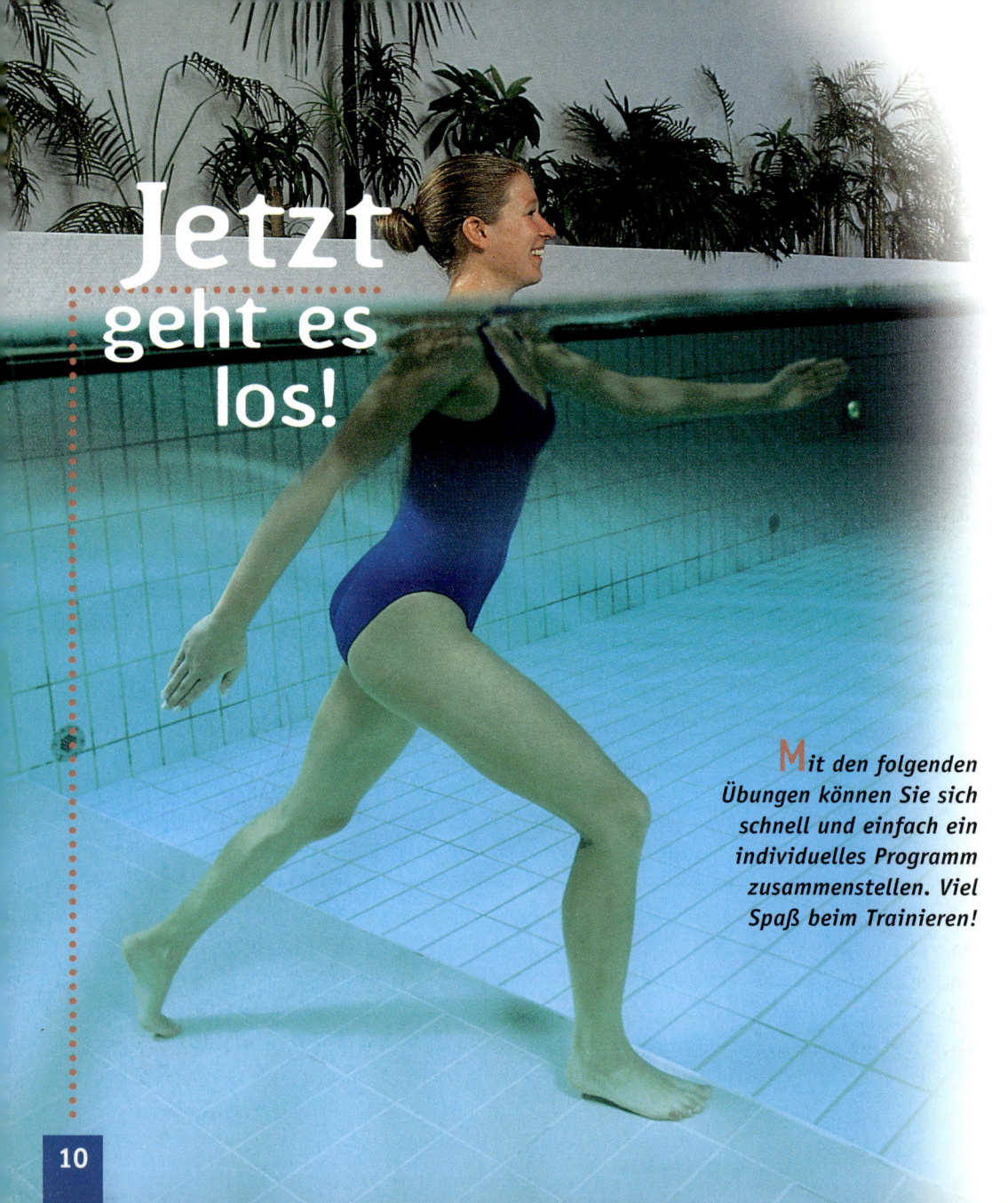

Jetzt
geht es
los!

Mit den folgenden
Übungen können Sie sich
schnell und einfach ein
individuelles Programm
zusammenstellen. Viel
Spaß beim Trainieren!

Ziel der Aufwärmung

Die Aufwärmung ist eine sehr wichtige Phase des Trainings. Dabei kann sich der Körper an das Wasser gewöhnen und das Herz-Kreislauf-System sowie die Muskulatur und Gelenke werden auf die nachfolgende Belastung vorbereitet. Um dies zu gewährleisten, sollten Sie alle Bewegungen langsam und bewusst ausführen.

Tipp

Um keine Langeweile aufkommen zu lassen, können Sie für jeden neuen Trainingstag die Auswahl und Reihenfolge der Aufwärmübungen variieren. Jede einzelne Übung können Sie unterschiedlich lange ausführen.

Übungen zum Aufwärmen

Gehen am Platz

▲ Gehen Sie einfach auf der Stelle. Achten Sie darauf, dass die Ferse beim Abrollen den Boden berührt.

▲ Wer möchte, kann beim Gehen die Schultern gleichmäßig nach hinten kreisen.

Variation

▲ Gehen Sie nicht auf der Stelle, sondern bewegen Sie sich nach vorn. Dabei schaufeln die Arme gegengleich das Wasser von vorn nach hinten.

Ballen- und Fersengang

▲ Gehen Sie auf der Stelle acht Schritte nur auf dem Ballen, dann acht Schritte nur auf der Ferse. Die Arme schwingen locker mit.

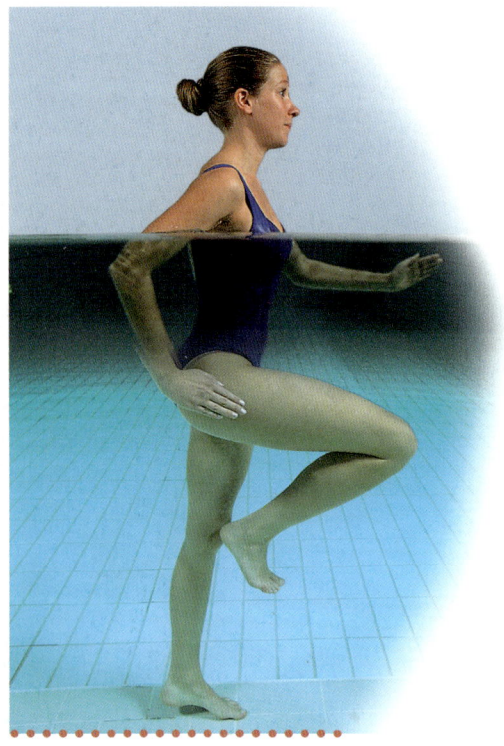

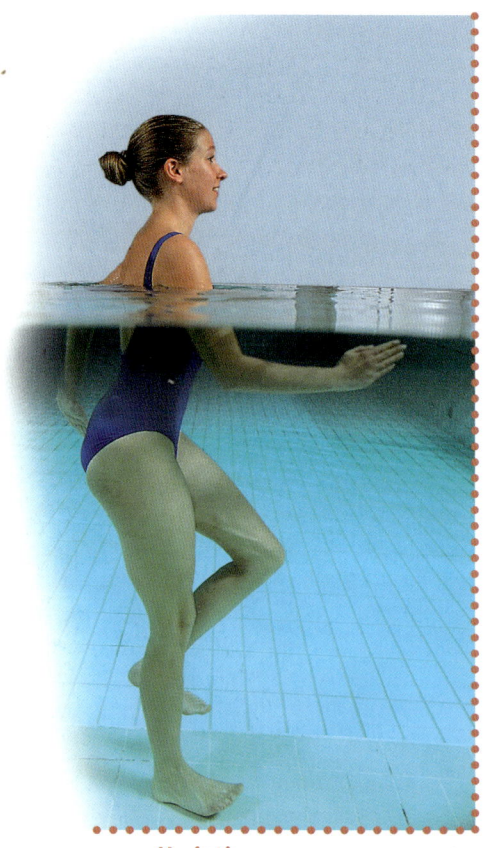

Variation

▲ Führen Sie die gleiche Übung in der Fortbewegung durch.

Kicks

▲ Schieben Sie abwechselnd das rechte und linke Bein nach vorn. Dabei berührt die Ferse den Boden.

▲ Die Arme ziehen bei dieser Übung gegengleich nach vorn und die Handkanten schneiden das Wasser.

Anfersen

▲ Die Grundbewegung ist das Joggen am Platz, ziehen Sie dabei die Fersen in Richtung Gesäß.

▲ Die Arme schwingen locker mit.

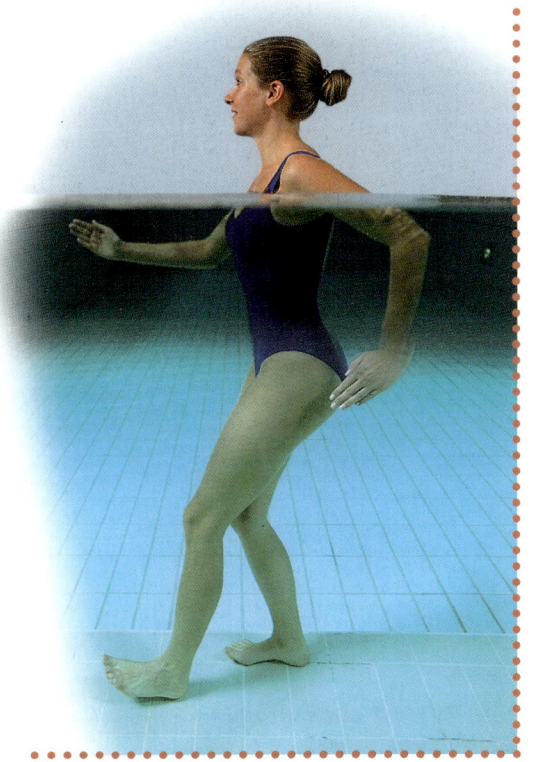

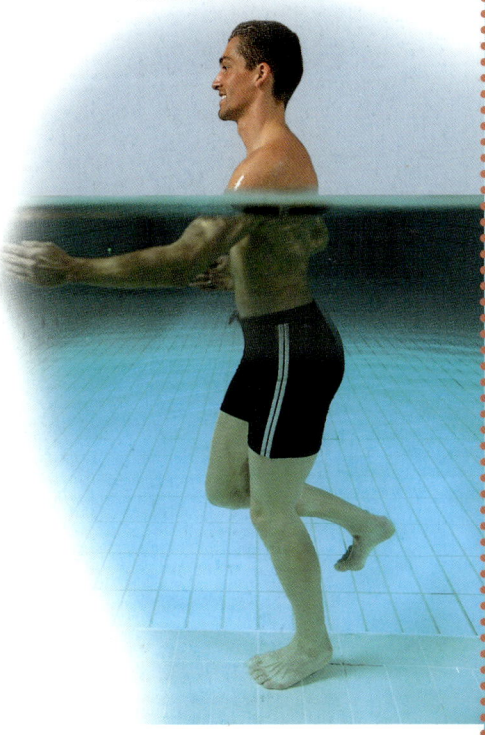

Kniehebelauf

▲ Die Grundbewegung ist das Gehen am Platz, die Knie werden aber bis zur Hüfte gehoben.

▲ Rechter und linker Arm ziehen gegengleich nach vorn, bei diesen Bewegungen schneiden die Handkanten das Wasser.

Variation

▲ Führen Sie die gleiche Übung mit Schulterkreisen nach hinten oder in der Fortbewegung durch.

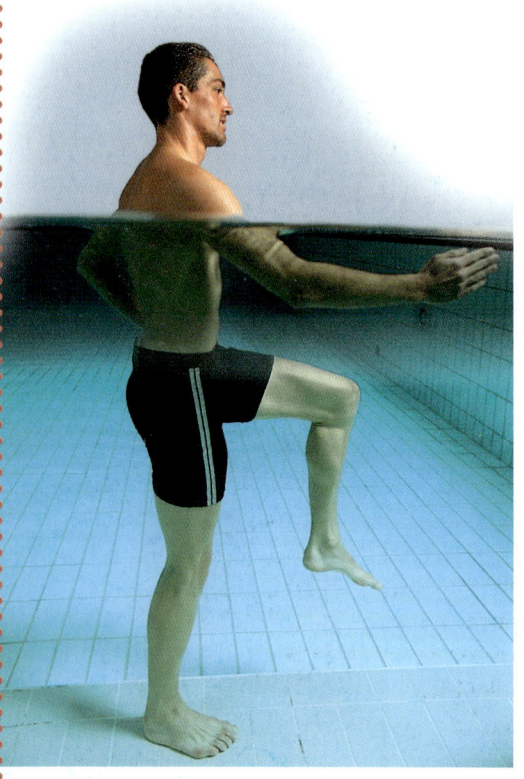

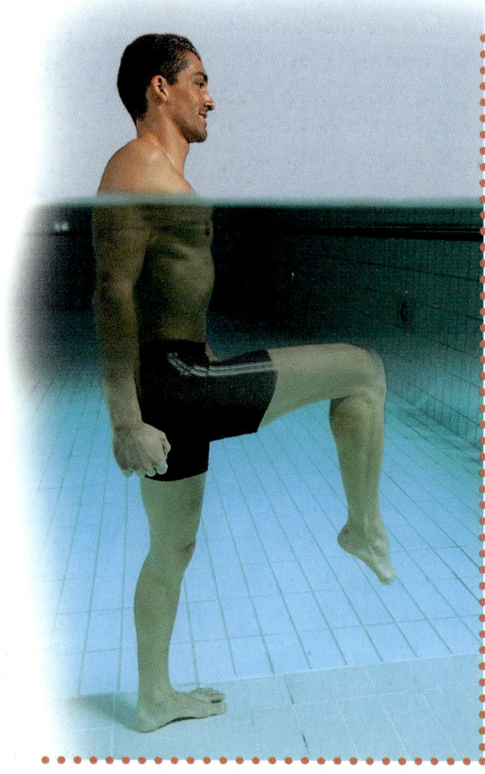

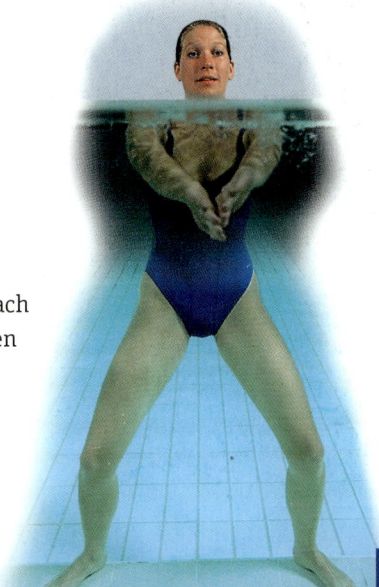

Kräftigungs-übungen

Die nachfolgenden Übungen verbessern die Kraftausdauer der beschriebenen Muskelgruppe. Sie sollten die Übungen bei jedem Training variieren, damit dem Körper immer wieder neue Reize gesetzt werden. Dabei ist die korrekte Ausführung wichtiger als eine hohe Anzahl von Wiederholungen.

Wasserschaufeln

▲ Die Beine befinden sich etwas mehr als hüftbreit in der Grätschstellung, die Fußspitzen zeigen nach außen. Die Arme sind bis zu den Fingerspitzen seitlich gestreckt, dabei zeigen die Handflächen nach vorn.

▲ Führen Sie die Arme nach vorn zusammen und ziehen Sie sie wieder zur Seite.
▲ Diese Übung dient der Kräftigung von Brust und Rücken.

Rumpfrotation

▲ Nehmen Sie die gleiche Beinposition wie beim »Wasserschaufeln« ein, die Arme werden bei dieser Übung gestreckt. Die Hände sind jedoch verschränkt.

▲ Ziehen Sie die Arme möglichst weit von rechts nach links bzw. anschließend von links nach rechts durch das Wasser. Dabei bleiben das Becken und die Beine stabil.

Variation

▲ Ziehen Sie mit den Händen ein Schwimmbrett aufrecht durch das Wasser.

▲ Mit der »Rumpfrotation« und der Variationsübung kräftigen Sie die Arme, die Schultern und den Bauch.

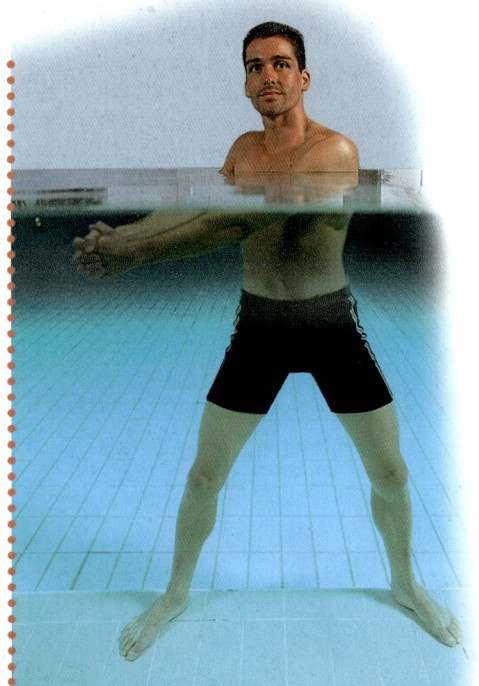

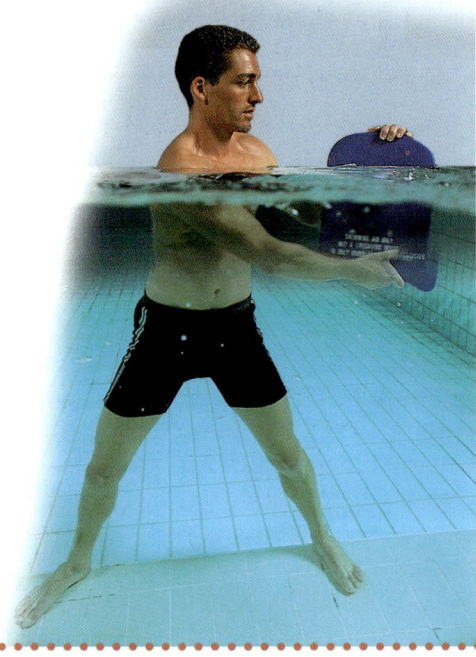

»Scheibenwischer«

▲ Sie stehen seitlich zum Beckenrand, das linke Bein ist das Standbein und mit der linken Hand halten Sie sich am Rand fest. Das rechte Bein wird gestreckt und die Fußspitze ist herangezogen. Der rechte Arm wird gestreckt zur Seite geführt.

▲ Führen Sie das rechte Bein mit einer gleichmäßigen Bewegung zur Seite.

▲ Senken Sie es nun wieder, bis es das linke Bein überkreuzt. Das Becken bleibt dabei stabil.

▲ Wechseln Sie anschließend die Seite und führen Sie die gleiche Anzahl an Wiederholungen durch.

▲ Mit dieser Übung erzielen Sie eine Kräftigung der Beinabspreizer und -anzieher.

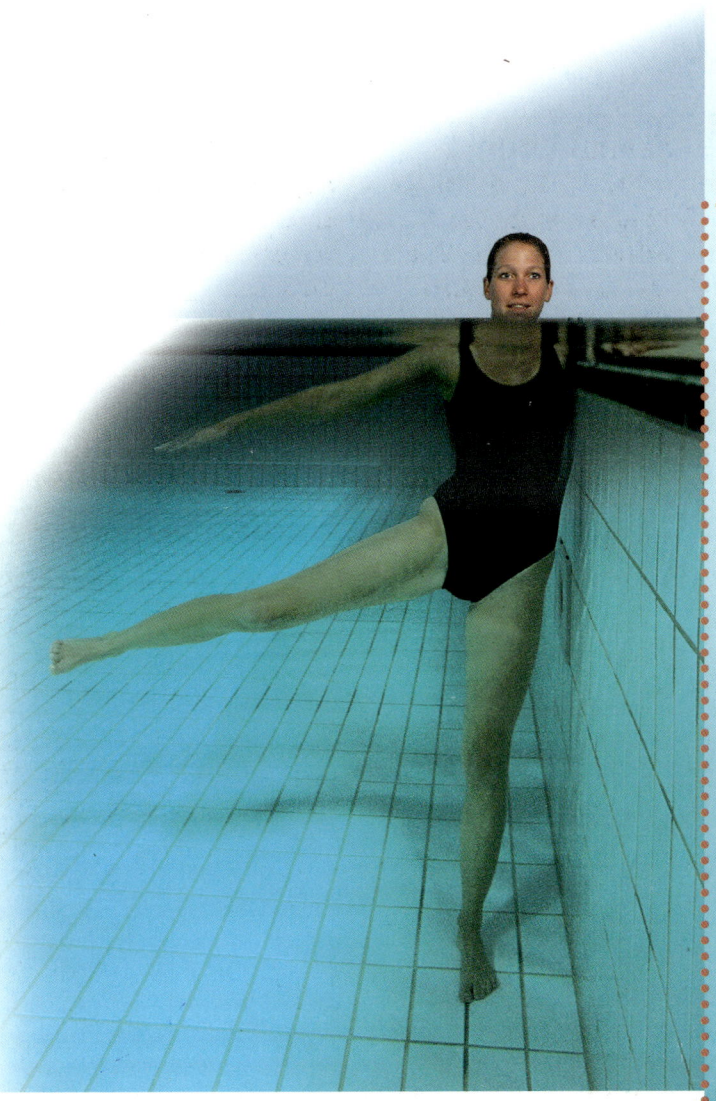

Beineheben

▲ Sie stehen mit dem Rücken zum Beckenrand und hängen die Arme am Rand ein. Der Rücken hat während der Übung immer Kontakt zur Wand.

▲ Beide Beine werden gestreckt und langsam bis kurz unter die Wasseroberfläche gehoben und anschließend wieder gesenkt.

▲ Mit dieser Übung kräftigen Sie die Bauchmuskulatur.

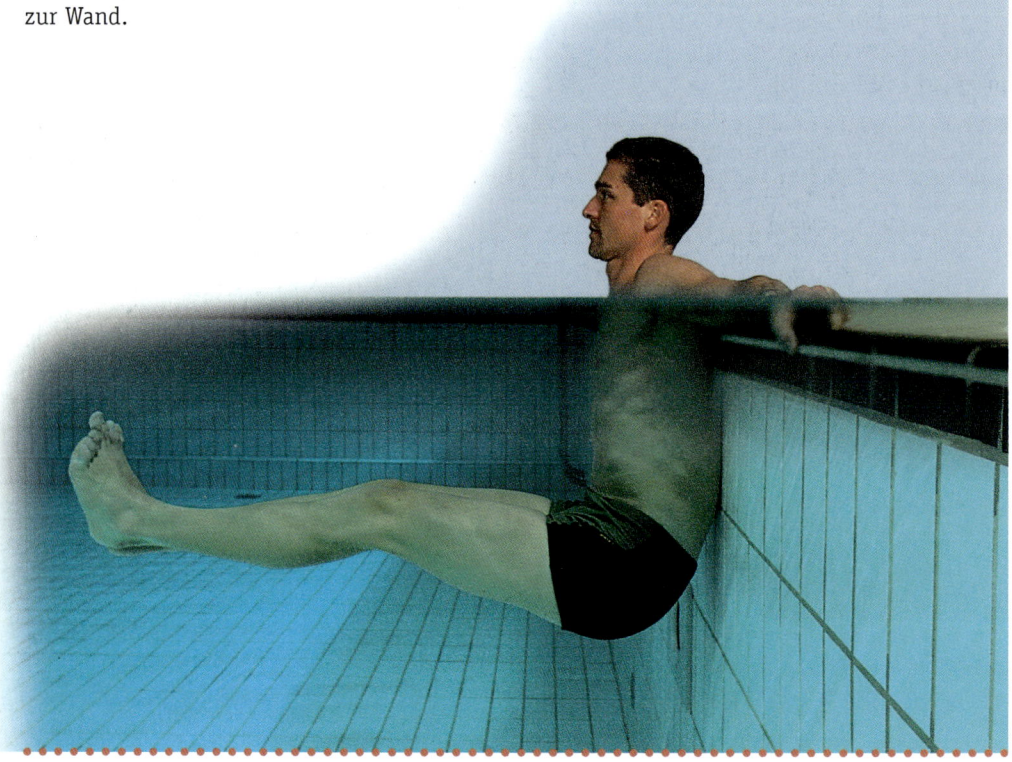

Beindrücken

▲ Sie befinden sich in der seitlichen Stellung zum Beckenrand, das linke Bein ist das Standbein und mit der linken Hand halten Sie sich am Rand fest. Eine Poolnudel wird quer unter den rechten Fuß gelegt.

▲ Strecken Sie das rechte Bein langsam nach unten und lassen Sie es dann wieder mit gebeugtem Knie bis auf Hüfthöhe hochkommen.

▲ Die Seite wechseln und die gleiche Anzahl an Wiederholungen durchführen.
▲ Beim Üben kräftigen Sie die Bein- und Gesäßmuskulatur.

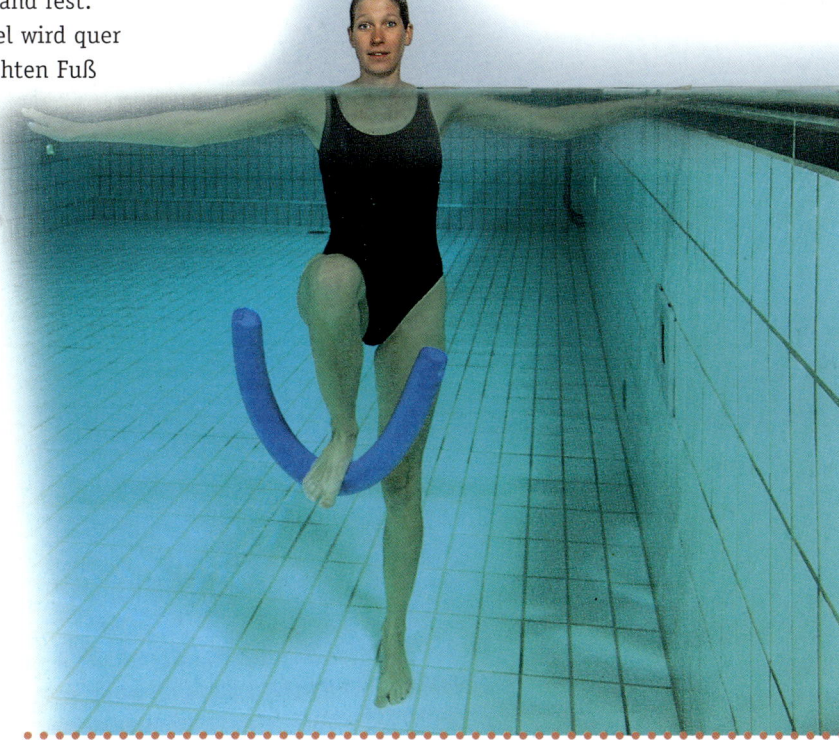

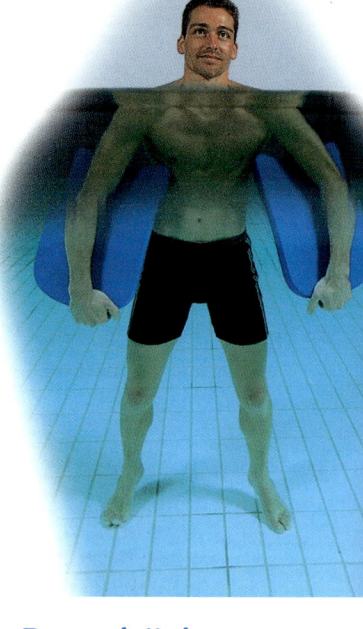

Schulterpresse

▲ Die Beine befinden sich etwas mehr als hüftbreit in der Grätschstellung, die Fußspitzen zeigen nach außen.

▲ Halten Sie die Poolnudel quer mit beiden Händen, der Abstand zwischen den Händen beträgt ca. 20 cm.

▲ Drücken Sie die Poolnudel gleichmäßig nach unten und lassen Sie sie wieder bis kurz unter die Wasseroberfläche hochkommen. Dabei werden die Schultern nach hinten unten gezogen und die Füße bleiben auf dem Boden.

▲ Mit dieser Übung kräftigen Sie die Arm- und Schultermuskulatur.

Brettdrücken

▲ Die Beine befinden sich etwas mehr als hüftbreit in der Grätschstellung, die Fußspitzen zeigen nach außen. Unter den Unterarmen befindet sich je ein Schwimmbrett.

▲ Führen Sie beide Unterarme gleichzeitig nach unten, bis die Arme neben dem Körper gestreckt sind. Dann kommen Sie langsam wieder zur Ausgangsposition zurück.

▲ Beim Üben kräftigen Sie die Oberarmmuskulatur.

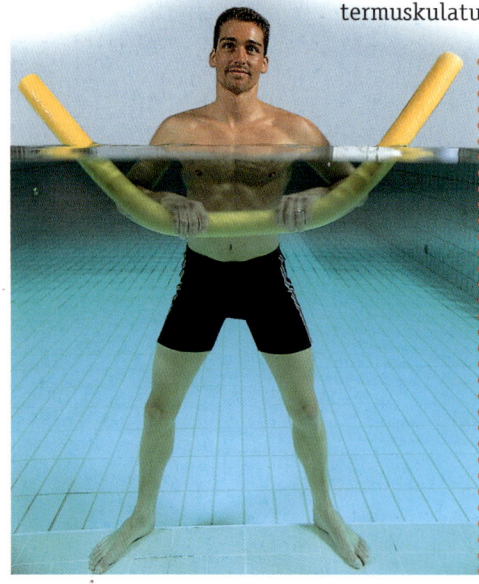

Kniebeuge

▲ Sie stehen mit beiden Füßen quer auf der Poolnudel und paddeln dabei mit den Armen, um das Gleichgewicht zu halten.

▲ Langsam und gleichmäßig beide Knie beugen und in Richtung Brust ziehen. Die Poolnudel bleibt unter den Füßen. Anschließend die Beine wieder senken.

▲ Mit der Übung »Kniebeuge« wird die Muskulatur des ganzen Körpers wirksam gekräftigt.

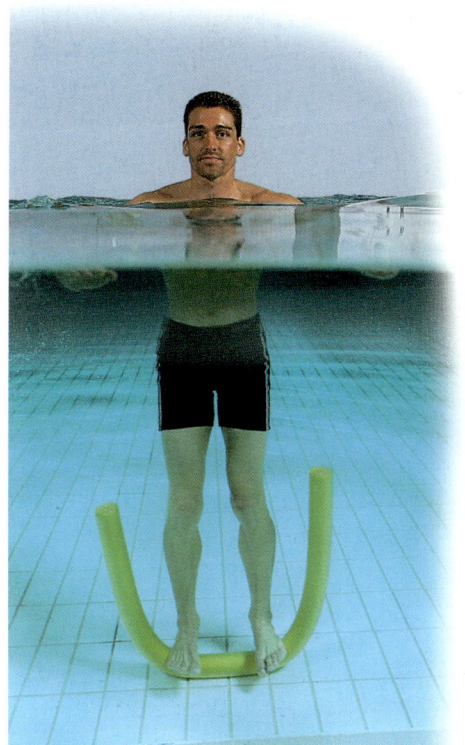

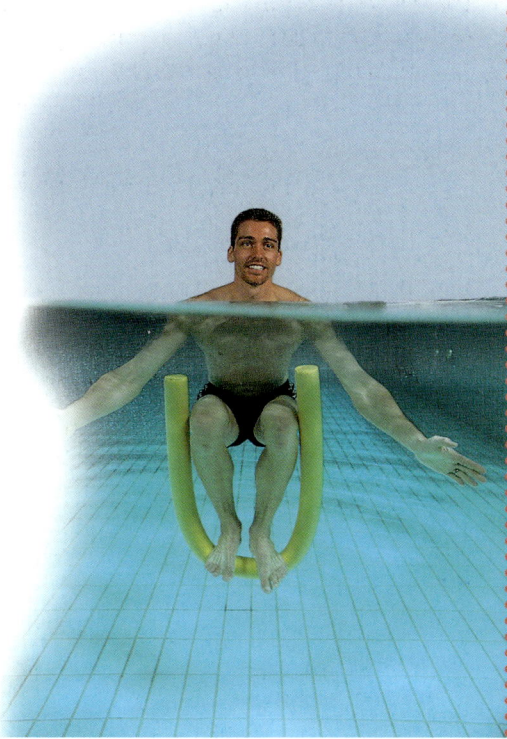

Übungen zur Verbesserung der Ausdauer

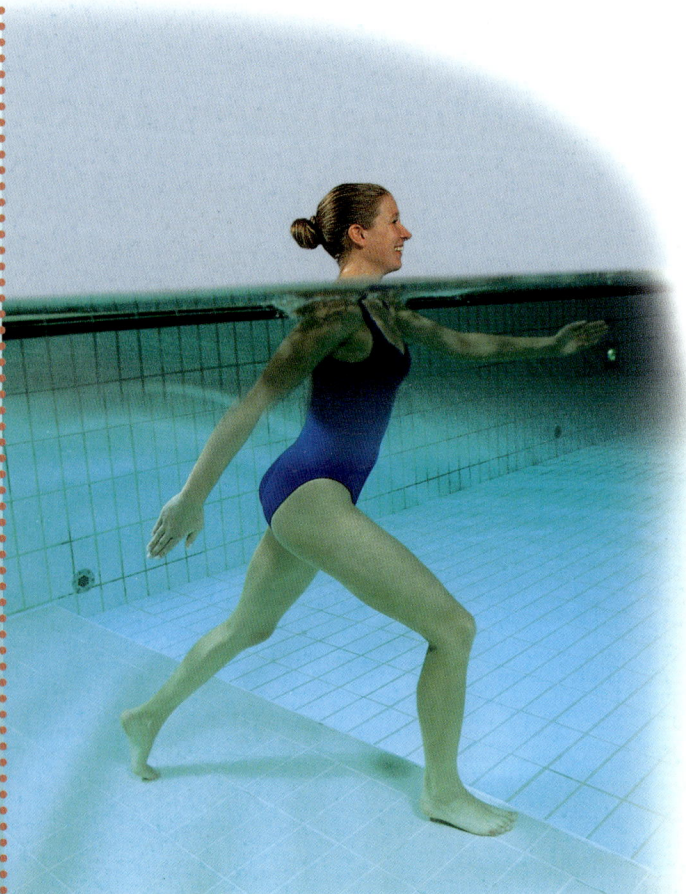

»Skilanglauf«

▲ Das linke Bein ist nach hinten gestreckt, das rechte steht gebeugt vor dem Körper (Ausfallschritt). Die Arme sind gegengleich gestreckt, das heißt, in diesem Fall ist der linke Arm vorn und der rechte hinten.

▲ Mit einem kräftigen Sprung wird die Position von den Armen und Beinen gewechselt. Nach dem Sprung sind also der rechte Arm und das linke Bein vorn.

Variation

▲ Die gleiche Bewegung können Sie auch ohne Bodenkontakt ausführen.

Wiegeschritt

▲ Die Ausgangsposition der Beine ist die gleiche wie bei der Übung »Skilanglauf«, das heißt, Sie stehen im Ausfallschritt.

▲ Die Arme befinden sich seitlich neben dem Körper. Durch eine Gewichtsverlagerung nach vorn und anschließend nach hinten schaukelt der ganze Körper.

▲ Wechseln Sie die Beine und führen Sie die gleiche Wiederholungsanzahl zur anderen Seite durch.

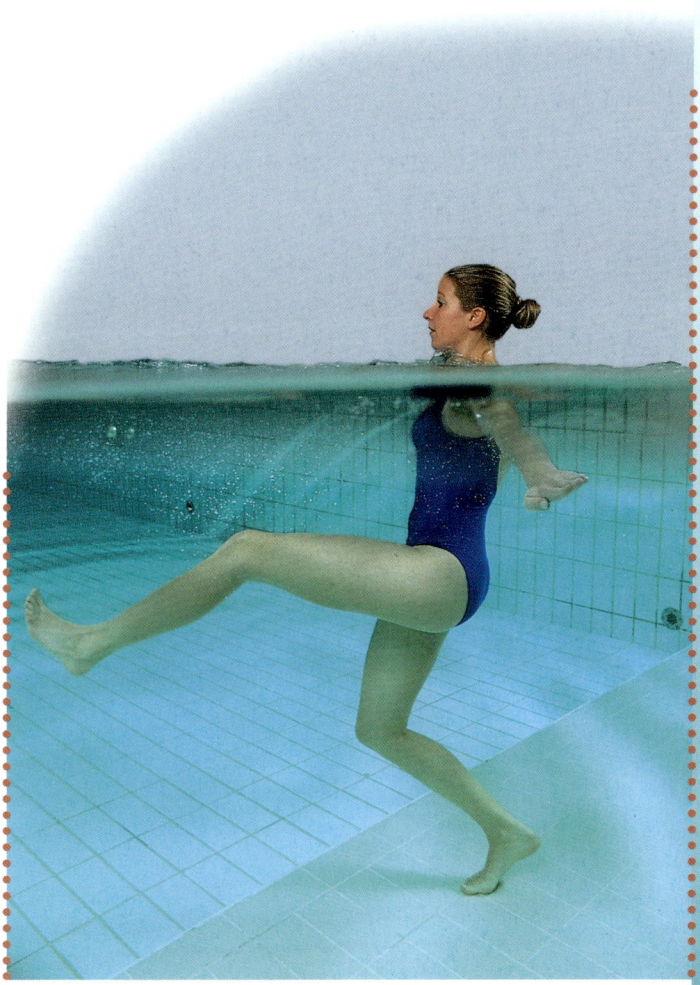

Hampelmann

▲ In der Ausgangsposition stehen beide Beine hüftbreit nebeneinander, die Arme befinden sich gestreckt neben dem Körper.

▲ Im Sprung werden beide Beine gleichzeitig geöffnet und die Arme nach oben in die Waagerechte bewegt.

Variation

▲ Den »Hampelmann« können Sie auch ohne Bodenkontakt ausführen, dabei ziehen Sie beim Schließen der Beine die Knie zur Brust (Hockstellung).

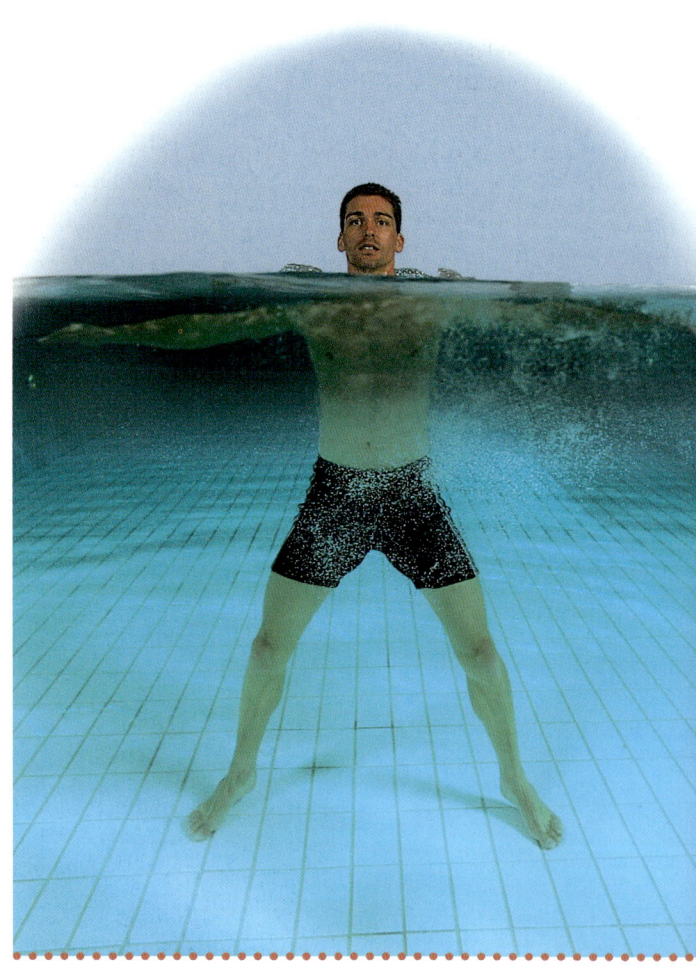

»Wandlaufen«

▲ In der Ausgangsposition stehen Sie mit dem Gesicht zur Wand und fixieren die Hände am Beckenrand. Die Arme bleiben dabei gestreckt und der rechte Fuß befindet sich an der Wand.

▲ Der rechte Fuß wird von der Wand weggedrückt und wechselt mit dem Bein auf dem Boden, das heißt, der linke Fuß befindet sich jetzt an der Wand und der rechte Fuß auf dem Boden.

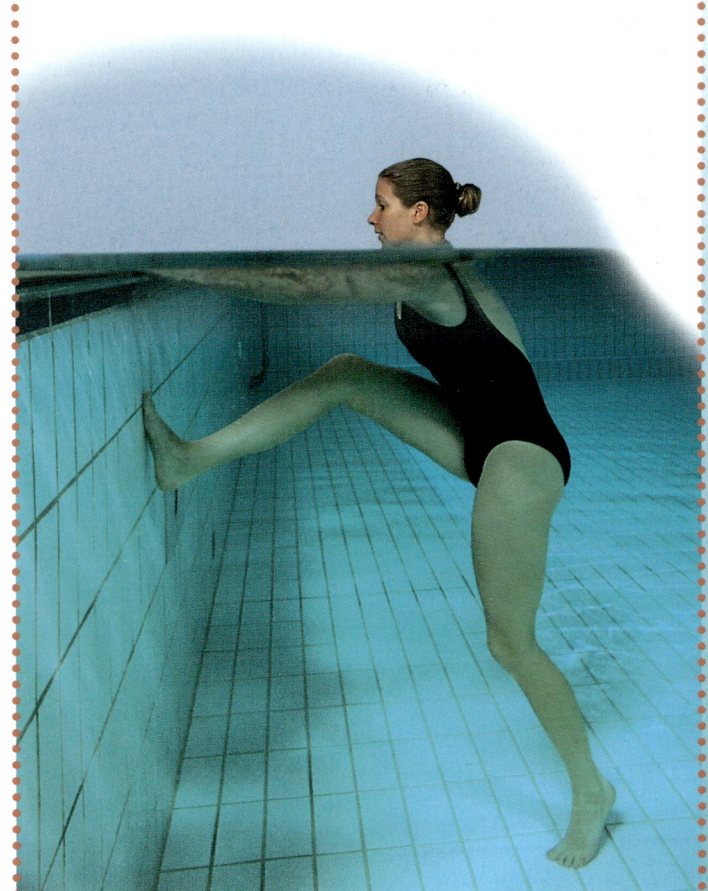

Robo-Jogg

▲ Klemmen Sie die Pool-
nudel über der Brust unter
die Achseln, so dass der Auf-
trieb deutlich zu spüren ist.
Die Arme werden gestreckt
und befinden sich seitlich
neben dem Körper.

▲ Ohne Bodenkontakt wer-
den die gestreckten Beine
abwechselnd nach vorn und
hinten bewegt. Der Ober-
körper ist dabei leicht nach
vorn geneigt. Beim Nach-
vornführen des Beins heben
Sie die Fußspitzen an, beim
Zurückführen sind die Spit-
zen nach unten gestreckt.

Variation

▲ Anstatt der Poolnudel
können Sie auch je ein
Schwimmbrett unter die
Achsel klemmen. Die Arme
befinden sich eng am Körper.

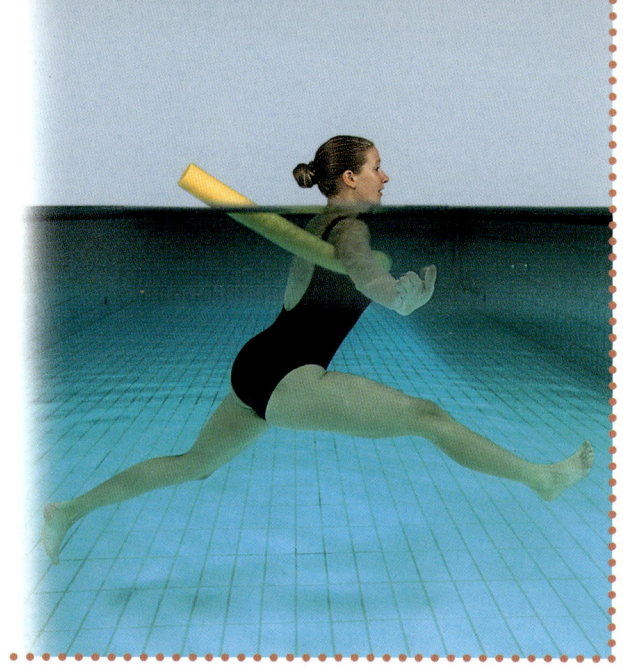

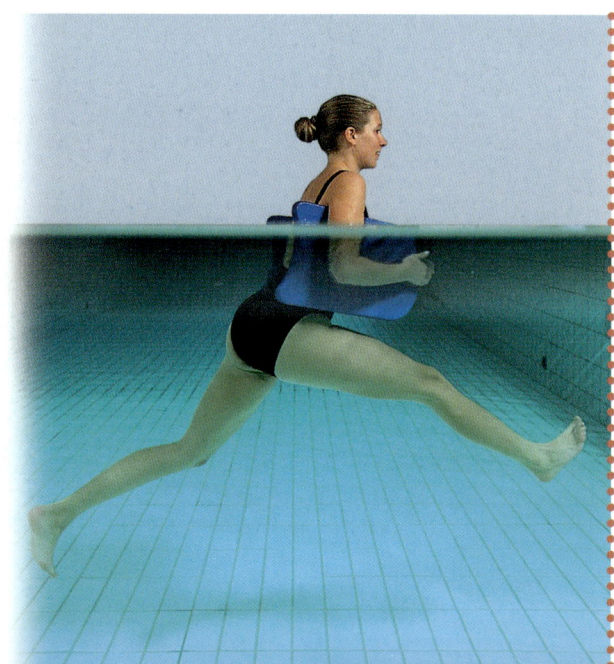

Überlanger Schritt

▲ Positionieren Sie die Poolnudel bzw. Schwimmbretter wie bei der Übung »Robo-Jogg«.

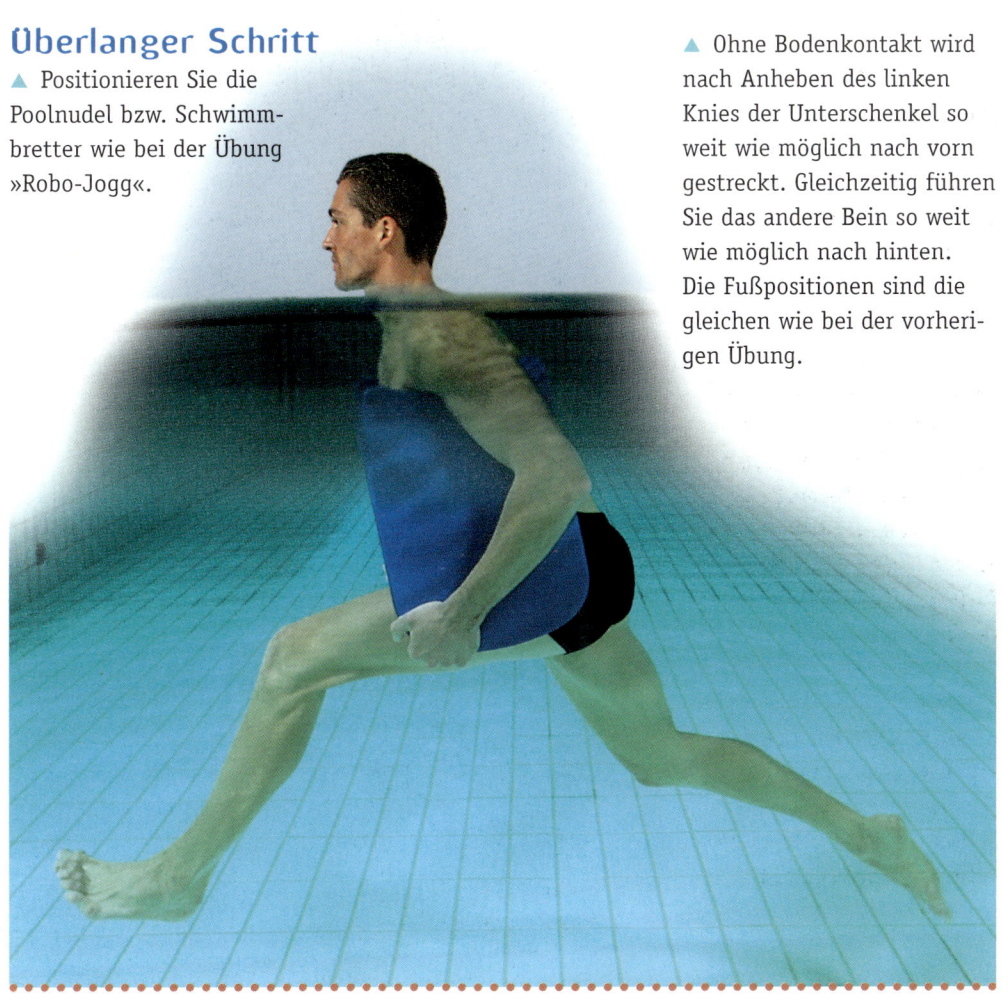

▲ Ohne Bodenkontakt wird nach Anheben des linken Knies der Unterschenkel so weit wie möglich nach vorn gestreckt. Gleichzeitig führen Sie das andere Bein so weit wie möglich nach hinten. Die Fußpositionen sind die gleichen wie bei der vorherigen Übung.

»Schuhplattler«

▲ Grundübung dazu ist der Kniehebelauf aus der Aufwärmung (Seite 14). Sie bleiben auf einer Stelle stehen und führen im Wechsel die rechte Hand zum linken Fuß und die linke Hand zum rechten Fuß.

Variation a

▲ Ziehen Sie die Fersen in Richtung Gesäß und »platteln« Sie hinter dem Körper.

Variation b

▲ Sie können die Grundübung und die Variationsübung a auch in der Fortbewegung ausführen.

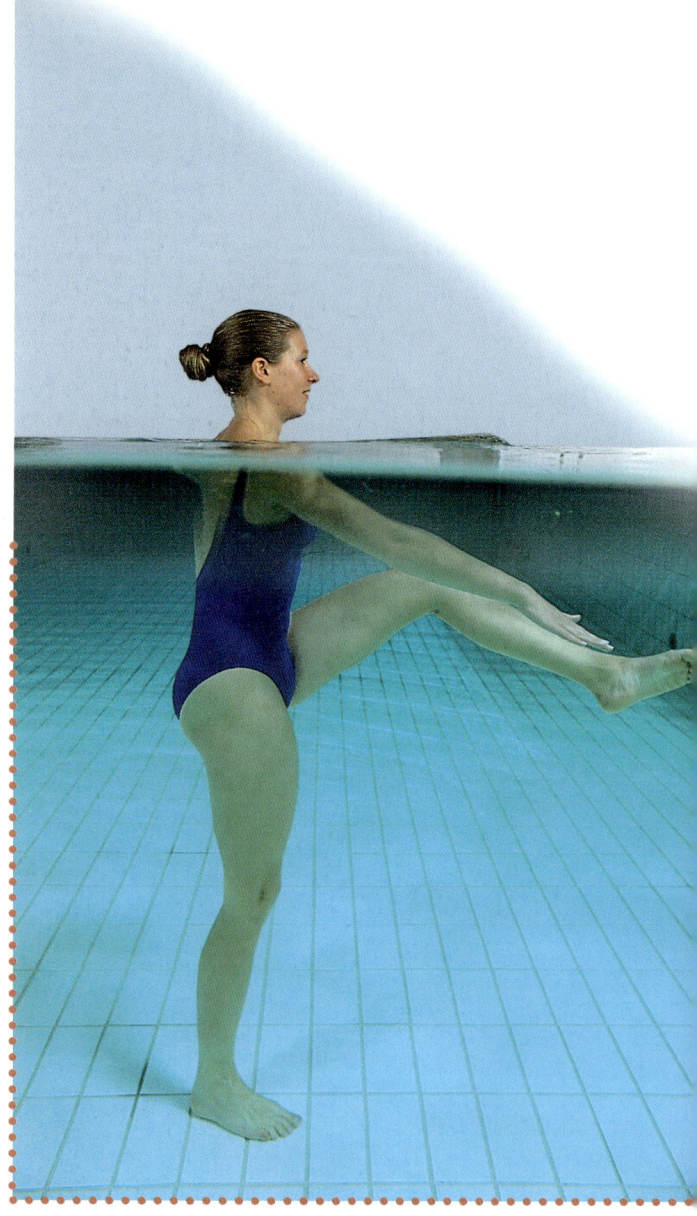

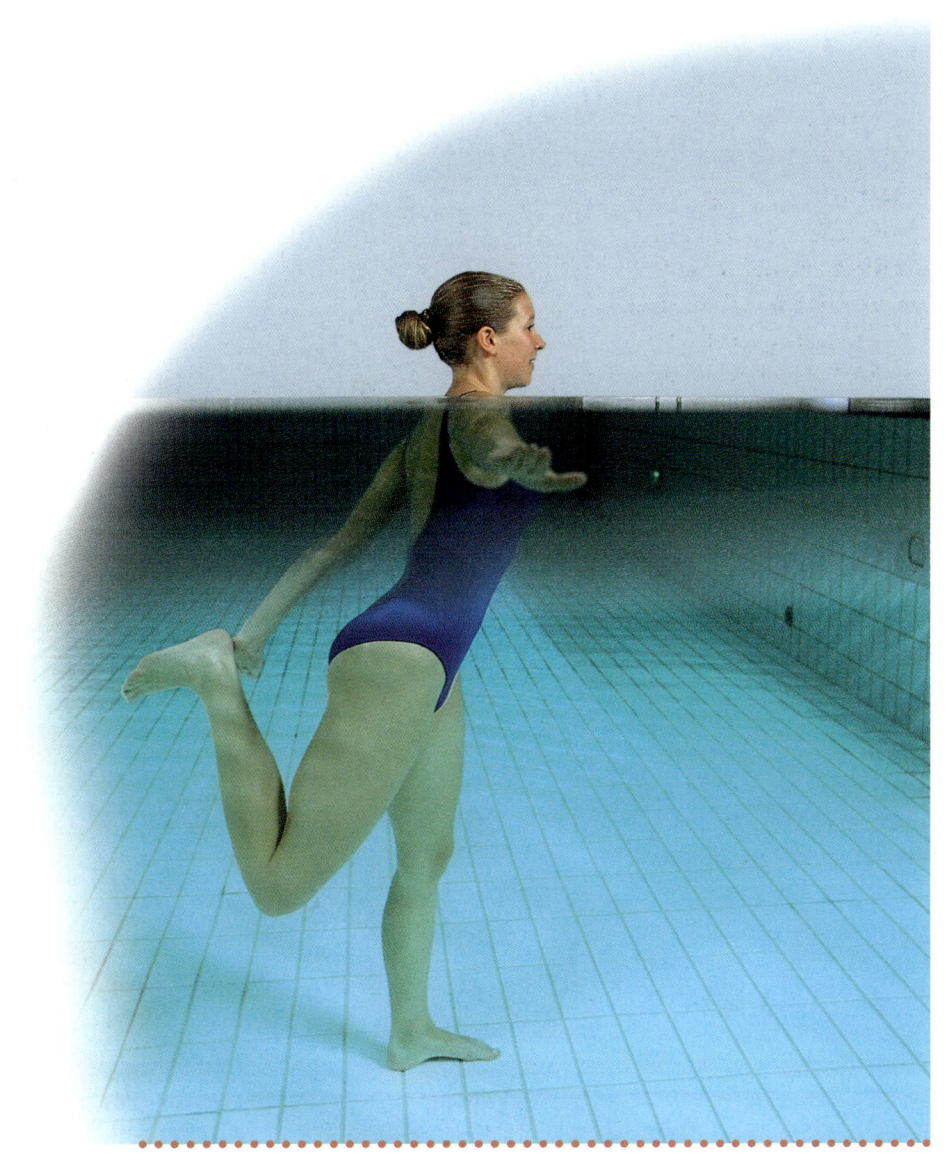

Abwärm- und Dehnübungen

Beim Training im Wasser spricht man ganz bewusst von einem Abwärmen und nicht vom Abkühlen wie beim Training an Land, da man bestrebt ist, das Herz-Kreislauf-System wieder auf das Ausgangsniveau zu bringen, aber eine Auskühlung vermeiden möchte. Je kälter das Wasser ist, umso kürzer dauert die Abwärm- und Dehnphase. Die Dehnübungen können Sie auch im trockenen Zustand später an Land nachholen. Mit den aufgeführten Dehnungsübungen werden die wichtigsten Muskelgruppen wieder in ihre ursprüngliche Länge zurückgebracht. Dabei sollten Sie die Dehnpositionen ca. 20-30 Sekunden halten. Atmen Sie während der Dehnungsphase ruhig und gleichmäßig weiter.

Abwärmübungen

»Radfahren«

▲ Sie befinden sich mit dem Rücken zur Wand und halten sich mit den Armen am Beckenrand fest.
▲ Der Körper liegt möglichst flach auf dem Wasser und die Beine führen leichte Radfahrbewegungen aus.

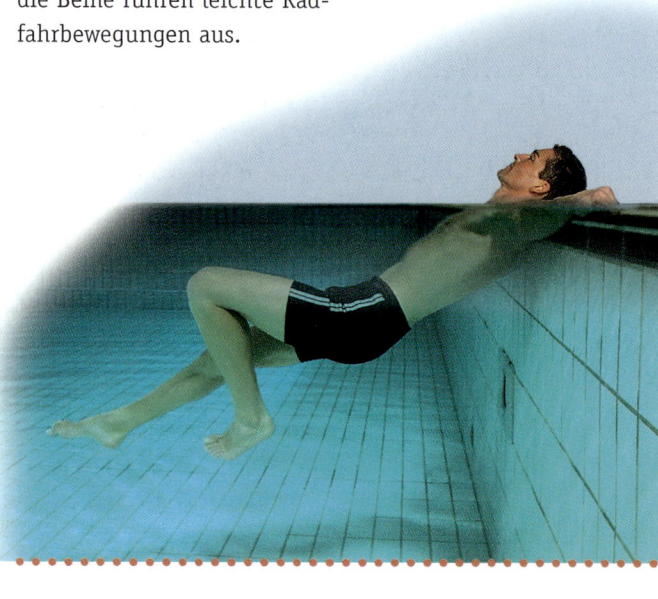

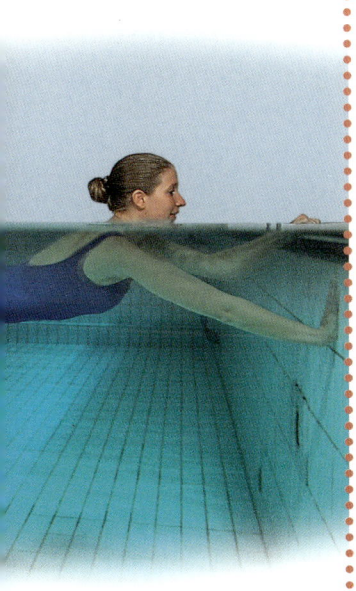

»Baumstämmeziehen«

▲ Die Beine befinden sich etwas mehr als hüftbreit in der Grätschstellung, die Fußspitzen zeigen nach außen.

▲ Die Hände fassen sich vor dem Körper, dabei bleiben die Arme so rund, als würde man einen großen Baumstamm umarmen.

▲ Die Arme gleiten langsam an der Wasseroberfläche von rechts nach links und anschließend von links nach rechts.

Variation

▲ Sie stehen mit dem Gesicht zur Wand und hängen eine Hand am Beckenrand ein, die andere stützt sich bei dieser Übung an der Wand ab.

▲ Der Körper wird gestreckt und liegt wieder möglichst flach auf dem Wasser. Die Beine führen leichte Radfahrbewegungen aus.

Dehnübungen

Für die Körperrückseite

▲ Sie blicken mit dem Gesicht zur Wand und fixieren beide Hände am Beckenrand. Die Füße berühren mit den Sohlen die Wand, sie befinden sich dabei knapp unter der Wasseroberfläche.

▲ Das Gesäß wird so weit wie möglich nach hinten gedrückt und die Beine sind fast gestreckt.

Für die Körpervorderseite

▲ Sie stehen mit dem Rücken zur Wand und halten sich mit beiden Händen am Rand fest.

▲ Die Füße stehen an der Wand und der Körper zieht langsam nach vorn.

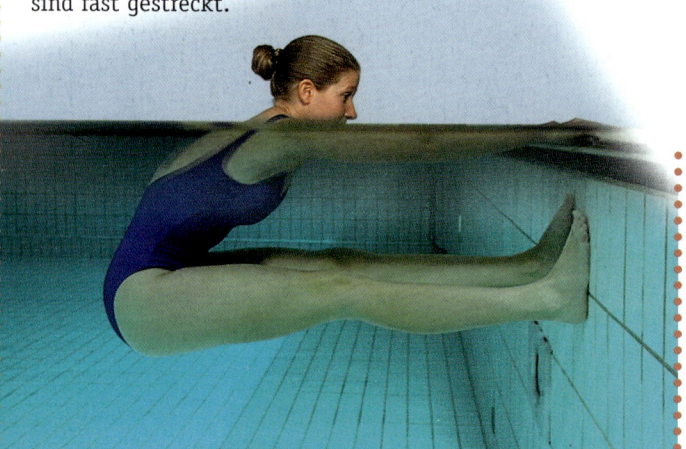

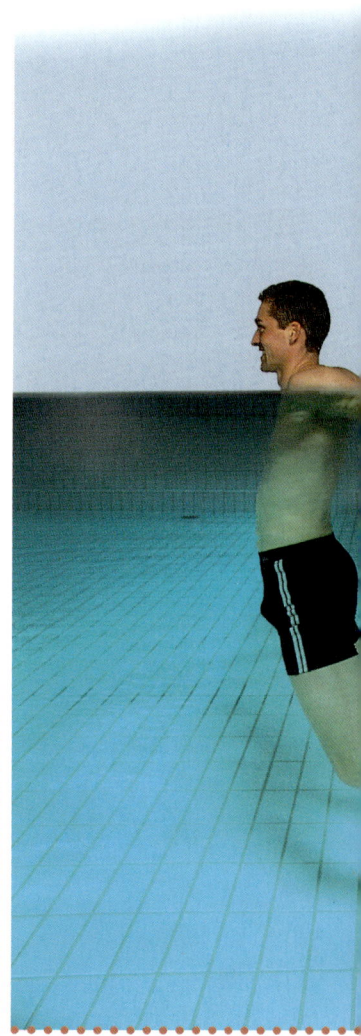

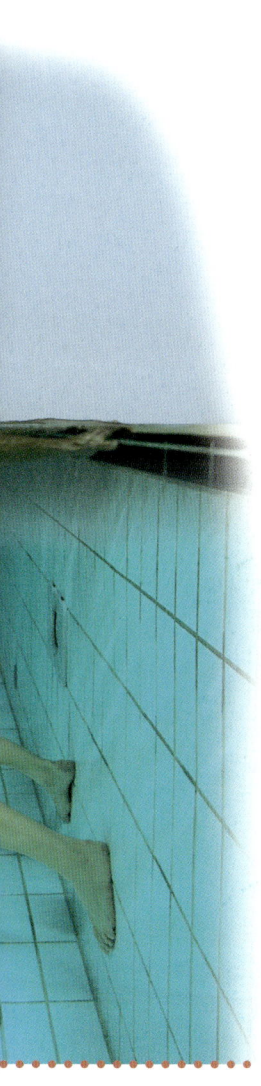

Für die Vorderseite des Oberschenkels

▲ Sie stehen mit dem Gesicht zur Wand und halten sich mit der rechten Hand am Rand fest.

▲ Die linke Hand zieht den linken Fuß in Richtung Gesäß, dabei sind beide Knie parallel und das Becken ist aufgerichtet.

▲ Führen Sie diese Dehnung auch mit dem anderen Bein durch.

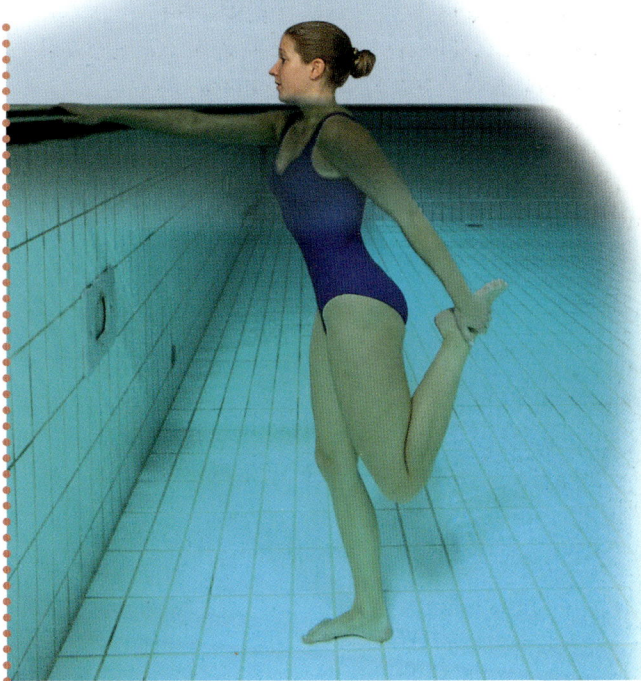

Für die Arme

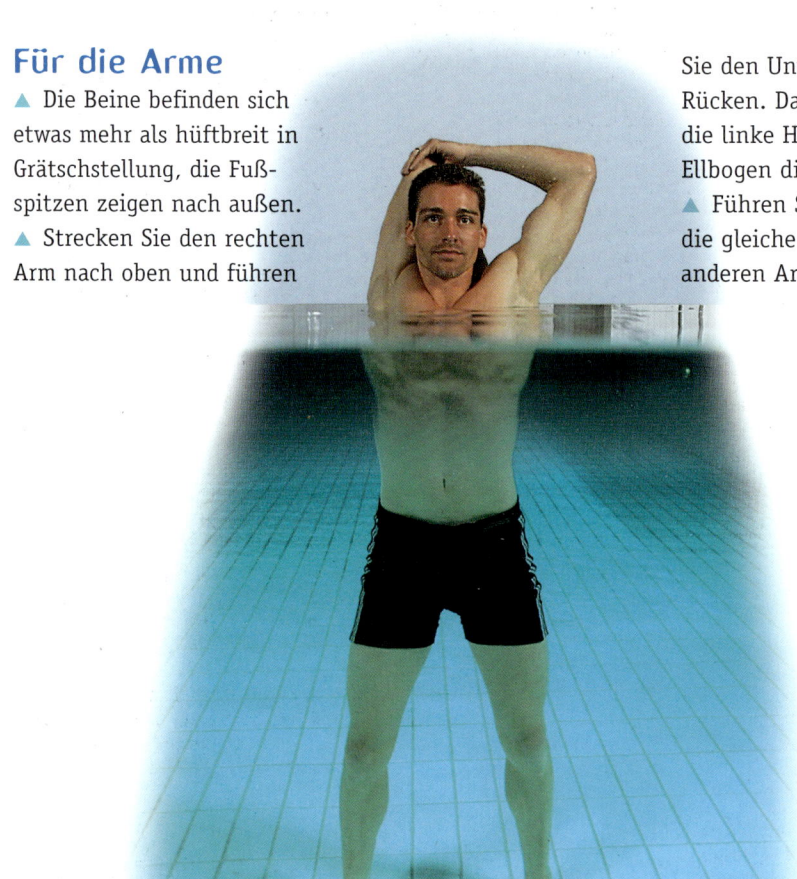

▲ Die Beine befinden sich etwas mehr als hüftbreit in Grätschstellung, die Fußspitzen zeigen nach außen.

▲ Strecken Sie den rechten Arm nach oben und führen Sie den Unterarm zum Rücken. Dabei unterstützt die linke Hand am rechten Ellbogen die Dehnung.

▲ Führen Sie anschließend die gleiche Dehnung mit dem anderen Arm durch.